„Jeder zarte oder laute Ton, gleich wo er klingt und schwingt, wenn du ihn brauchst, erreicht er dich.

Ein jedes Wort, gleich ob gesprochen oder in die Schrift gesetzt, erreicht dich dann, wenn es für dich bestimmt ist.

Nichts geht verloren, es fällt nur aus Raum und aus der Zeit und wirkt als Geistform dann ewig in der Unendlichkeit."

Lothar W. Göring (1932 - 1998)

Widmung

Ich widme dieses Buch allen Menschen, die sich bewusst mit der Krankheit „Krebs" auseinandersetzen und sich fragen: Warum bin ich krank geworden? Was ist die Ursache meiner Krankheit? Und die nach einer Lösung suchen, um wieder gesund zu werden. Ich danke allen, die nicht den Kopf in den Sand stecken, sondern bildlich gesprochen den Kopf aus der Schlinge ziehen, um zu überleben. Dieses Buch ist für Menschen, die in der Lage sind, über den Tellerrand zu schauen, um sich bewusst ihren eigenen Weg zur Gesundung zu erarbeiten.

Ich weiß, dass es nur zwei Menschen im Universum gibt, die Sie von Krebs heilen können. Sie selbst und Gott, der Schöpfer des Universums. Man darf sich selbst und seine Persönlichkeit nicht aufgeben. Die Statistiken der Schulmedizin und die Überlebenserfolge nach einer Chemotherapie nach 5 Jahren über alle Krebsarten sind ernüchternd. Nach Angaben des Robert-Koch-Instituts liegt die absolute 5-Jahres-Überlebensrate derzeit bei 50 Prozent für Männer und 58 Prozent für Frauen. Doch leider gilt diese Faustregel nicht pauschal. Bei jeder vierten bis zehnten Frau, die Brustkrebs überlebt hat, kehrt der Tumor in den folgenden Jahren zurück. Ähnlich ungünstig ist die relative 5-Jahres-Überlebensrate bei Bauchspeicheldrüsenkrebs. Sie liegt in Deutschland für beide Geschlechter bei 11 Prozent. Zusammen mit dem Mesotheliom hat das Pankreaskarzinom die niedrigste Überlebensrate aller Krebserkrankungen. Mir war von Anfang an klar, dass ich nicht auf diesen Verliererpfad setzen wollte, sondern einen Gewinnerpfad suchen musste. Und das ist mir gelungen. Ich kann nur an alle appellieren, die Augen zu öffnen und nach der wirklichen Ursache zu suchen. Denn wer die Ursache findet, kann krebsfrei werden - und ich bin das beste Beispiel dafür. Wer heilt, hat Recht. Ihr Michael Kurth Al Naqib

Michael Kurth Al Naqib

Ich habe meinen Krebs besiegt. Das können Sie auch!

11 Jahre ist es her, dass der Krebs mein altes Leben auf den Kopf stellte. Ich bin seit Jahren frei von Krebs, bin gesund und fühle mich sehr wohl.

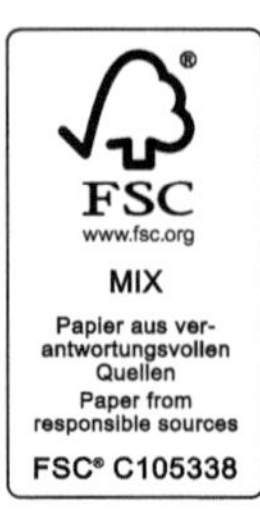

Bibliografische Information der Deutschen Nationalbibliothek:

Die Deutsche Nationalbibliothek verzeichnet diese Publikation in der Deutschen Nationalbibliografie; detaillierte bibliografische Daten sind im Internet über http://dnb.dnb.de abrufbar.

Herstellung und Verlag: BoD – Books on Demand, Norderstedt

ISBN: 9783759711854

Auf ein Wort

Im Jahr 2013 wurde ich mit der Diagnose Krebs konfrontiert. Mein Körper war erschöpft, und ich fühlte mich am Ende meiner Kräfte. Nach vielen Wochen mit extremem Durchfall suchte ich ärztliche Hilfe und erhielt die niederschmetternde Diagnose. „KREBS!" An diesem Punkt wurde mir klar, dass dies nicht das Ende, sondern der Beginn eines neuen Lebensabschnitts war – eine Erkenntnis, die ich heute, während ich diese Zeilen verfasse, umso mehr bestätigen kann.

Damals war für mich klar, dass ich niemals aufgeben und mich meinem Schicksal stellen würde. Ich war bereit, selbstbestimmt zu leben oder zu sterben. Meine Botschaft an alle, die diese Zeilen lesen: Verlieren Sie nicht den Mut, auch wenn der Leidensweg und die Situation noch so schrecklich und unerträglich erscheint.

Es ist wichtig zu betonen, dass das "Ich" in diesem Buch der Autor bin. Jeder Leser muss seinen eigenen Weg finden und gehen. Es ist nicht alles Gold, was glänzt. Ohne kranke Menschen kann die Pharmaindustrie keinen Profit machen. Gäbe es andere Ziele, wären alle Volkskrankheiten längst erforscht und besiegt.

In all unseren Büchern zeigen wir Ihnen, wie Sie selbstbestimmt, eigenverantwortlich und mit erhobenem Haupt Ihren Körper zur Selbstheilung führen können.

Ich schließe mit einem Zitat von Hippokrates, dem Urvater aller Ärzte: *»Wenn du nicht bereit bist, dein Leben zu ändern, kann dir nicht geholfen werden.«*

Herzliche Grüße,

Michael Kurth Al Naqib

Krebsbehandlung im 21. Jahrhundert

Krebs ist nach wie vor eine Krankheit, die von Missverständnissen, Vorurteilen und Behandlungsfehlern geprägt ist. Krebs ist auch heute noch ein Rätsel. Warum eigentlich? Ich könnte es sagen, aber ich werde es nicht tun. In diesem Zusammenhang möchte ich einen ehemaligen Nachbarn, einen Bauern, zitieren, der sagte: „Schlachte nie die Kuh, deren Milch du trinkst". Ist unser Gesundheitssystem nach diesem Motto aufgebaut?

In diesem Zusammenhang möchte ich den französischen Krebsspezialisten Professor Charles Mathe zitieren, der einmal sagte: *„Wenn ich an Krebs erkranken würde, würde ich mich auf keinen Fall in einem herkömmlichen Krebszentrum behandeln lassen. Nur diejenigen, die sich von diesen Zentren fernhalten, haben eine Überlebenschance."*

Nach meiner Überzeugung wird die Krankheit Krebs als lukrative Einnahmequelle auf Kosten der Betroffenen ausgenutzt. In diesem Buch stelle ich Ihnen alle unsere Bücher vor, die wir zum Thema Krebs geschrieben haben. Die Wege, die wir darin aufzeigen, sollen jedem zeigen, wie man erfolgreich mit dieser Krankheit umgehen kann, wenn man konsequent seinen eigenen Weg sucht und findet.

Als ich damals an einem Barrett- und Magenkarzinom erkrankte, habe ich nicht nur alle vorhandenen Möglichkeiten der Schulmedizin ausgeschöpft, sondern auch alle neuesten wissenschaftlichen Erkenntnisse und Überlieferungen aus der vedischen Wissenschaft zu einer Therapie vereint. So entstand meine eigene 5-Säulen-Therapie, die mir half, meinen Krebs zu besiegen.

Dieser Weg ist nicht für jedermann geeignet, sondern nur für Menschen, die selbstbestimmt denken und handeln können. In den letzten Jahren habe ich mich intensiv mit dem Thema Krebs und alternativen Heilmethoden auseinandergesetzt und durfte viele Menschen treffen, die nach Hilfe suchten.

Heute behaupte ich, dass der Weg, den ich vor über 10 Jahren eingeschlagen habe, der beste Weg ist, um Krebs zu heilen. Wenn Körper, Geist und Seele im Einklang sind, wenn wir unserem Körper die richtige physische und geistige Nahrung zuführen, wenn wir uns kontinuierlich entgiften und unsere Zellen mit dem notwendigen Lebenselixier versorgen, werden die inneren Heilkräfte – unsere Selbstheilungskräfte – jede Krankheit in Schach halten.

> „Der letzte Grund des Widerstandes gegen eine Neuerung in der Medizin ist immer der, dass hunderttausende von Menschen davon leben, dass etwas unheilbar ist..“
> Prof. Dr. Friedrich F. Friedmann, deutscher Mediziner und Pionier der Tuberkuloseforschung.

Impressum Fortsetzung © 2024 Michael Kurth Al Naqib

Medizinischer Haftungsausschluss: Der Inhalt dieser Publikation dient ausschließlich Informationszwecken. Er stellt keine medizinische Beratung dar und darf auch nicht als solche ausgelegt werden. Er kann daher den Rat eines Arztes oder einer anderen medizinischen Fachperson nicht ersetzen. Die Informationen in diesem Buch sind keine konkreten Ratschläge, sondern eine Darstellung wissenschaftlicher und empirischer Erkenntnisse. Das Buch wird veröffentlicht, um das Bewusstsein für wichtige Informationen zu schärfen und um Informationen zu erforschen, die von der etablierten medizinischen Gemeinschaft möglicherweise übersehen oder vernachlässigt wurden. Die Entscheidung, die in diesem Buch veröffentlichten Informationen zur Verbesserung der eigenen Gesundheit zu nutzen, liegt allein beim Leser, der die volle Verantwortung für alle Konsequenzen dieser Entscheidung übernimmt.

Verwendung der Veröffentlichungen in diesem Buch: Die Informationen basieren auf persönlichen Erfahrungen des Autors, wissenschaftlichen Langzeitstudien, aktuellen Forschungsergebnissen und der freien Meinungsäußerung des Autors. Die Verwendung dieser Informationen und die sich daraus ergebenden Konsequenzen liegen in der alleinigen Verantwortung des Lesers. Da der Autor keine Kontrolle über die Dosierung, Anwendung oder Nichtanwendung der verschiedenen Informationen oder Präparate durch den Leser hat, distanziert er sich ausdrücklich von möglichen Folgen. Da der individuelle physische und psychische Zustand des Lesers unbekannt ist, übernimmt der Autor keine Verantwortung für eventuelle Folgen.

Erklärung: Um sich rechtlich abzusichern, gibt der Autor folgende Informationen bekannt: Gemäß den gesetzlichen Bestimmungen distanziert er sich von allen Inhalten der Quellen sowie Aussagen über Naturheilverfahren, Naturheilmittel, Heilung bestimmter Krankheiten sowie überwiegend negativen Aussagen über Schulmedizin, Pharmaindustrie, Chemiekonzerne, Agrarindustrie, Lebensmittelindustrie, Lobbyisten und Akteure der Gesundheitspolitik. Alle Inhalte stammen aus öffentlich zugänglichen und wissenschaftlich neutralen Quellen, einschließlich unabhängiger Studien und Statistiken. Die Erstellung, Bearbeitung und Überprüfung einiger Texte erfolgte mit Hilfe und Unterstützung künstlicher Intelligenz (KI).

Inhaltsverzeichnis

Hippokrates von Kos war ein griechischer
Arzt und Lehrer. Er gilt als der berühmteste
Arzt der Antike und als "Vater der
(modernen) Medizin".

Er sagte:

„Bevor du jemanden heilst, frag ihn,
ob er bereit ist, die Dinge aufzugeben,
die ihn krank gemacht haben."

Vorwort

Warum schreibe ich dieses Buch? Ich schreibe es für Sie und für mich. Für Sie, damit Sie meine Erfahrungen lesen und das Beste daraus für sich mitnehmen können. Für mich, weil ich jetzt mit dem Thema Krebs abschließe und mein neues Leben beginne.

Als ich 2013 an Krebs erkrankte, fiel mein altes Leben wie ein Kartenhaus zusammen. Vor der Krebserkrankung war ich ein Workaholic, habe 60 bis 80 Stunden pro Woche gearbeitet und dachte, Arbeit sei der Sinn des Lebens.

Doch dann passierte das Beste, was mir passieren konnte: Ich wurde schwer krank. Der Krebs hat mir den Boden unter den Füßen weggezogen und ich bin ins Wanken geraten. Aber ich merkte schnell, dass ich mich selbst aus dieser Situation retten musste, und das ist mir glänzend gelungen, sonst könnte ich diese Zeilen heute nicht schreiben. In den letzten 10 Jahren habe ich Bücher geschrieben, unzähligen Menschen an einer kostenlosen Krebshotline Rede und Antwort gestanden.

Ich habe das Sterben von Menschen gesehen und die Rückkehr von Menschen ins Leben, die von der Schulmedizin als austherapiert betrachtet wurden. Ich habe definitiv die Erfahrung gemacht, dass alles möglich ist, wenn der Glaube und die Werkzeuge, die die Menschen anwenden, stimmen. Durch eine Gegebenheit (die ich im folgenden Kapitel beschreibe), die mir am Karfreitag, den 29.03.2024 vom Universum geschenkt wurde, ist mir klar geworden, dass ich dieses Buch als Abschluss meiner Krebsreise schreiben muss, um mich meinem neuen Leben zuzuwenden.

Lesen Sie meine Bücher und die Bücher, die ich Ihnen empfehle, das sollte für jeden die Grundlage sein, um seinen eigenen Weg zu finden, um erfolgreich mit der Krankheit Krebs umzugehen.

Was ich noch loswerden muss, ist die Tatsache, dass unser System uns bei allen alternativen Heilmethoden finanziell im Stich lässt. Man ist selbst gefordert, das Richtige für sich zu tun. Jeder muss schauen, was er tut und wozu er bereit ist. Ich warne vor Gurus (damit meine ich Scharlatane in Weiß), die den armen, verängstigten Patienten hemmungslos Tausende von Euro für Pseudobehandlungen aus der Tasche ziehen. Ich habe in den letzten Jahren immer wieder Anrufe von Menschen bekommen, die 5-stellige Beträge für nichts bezahlt haben. Ich glaube, dass jeder Mensch in der Lage ist, sich selbst zu helfen. Suchen Sie den Kontakt zu Ihrem inneren Arzt und zu Gott. Diese beiden haben eine Lösung für Sie, wenn Ihr irdisches Leben nicht zu Ende gehen soll.

In diesem Buch stelle ich Ihnen alle Bücher vor, die meine Frau Inas Mariam Al Naqib und ich gemeinsam veröffentlicht haben, um Menschen, die auf der Suche nach einer wirklich funktionierenden Alternative sind, zu helfen.

Mein Weg, den ich mit Hilfe meiner Frau gegangen bin, funktioniert. Sie finden alles in den Büchern, die ich Ihnen auf den folgenden Seiten vorstelle. Machen Sie das Beste aus den Informationen, die Sie erhalten, zweifeln Sie nicht an sich selbst und lassen Sie sich nicht dazu zwingen, etwas zu tun, was Sie nicht tun wollen.

Wenn Sie meinen Weg gehen wollen, dann wünsche ich Ihnen schon heute alles Gute, Gottes Gnade und Segen. Legen Sie Ihr Leben in Gottes Hand - das kann der Anfang vom Ende Ihrer Krankheit und Ihres alten Lebens sein.

Karfreitag, den 29. März 2024

An diesem besonderen Tag wurde mir klar, dass ich die Reißleine in meinem Leben ziehen muss. Die Ereignisse und ihre Bedeutung haben mich veranlasst, Ihnen darüber zu berichten, falls Sie daran interessiert sind.

In der Vergangenheit haben einige Menschen, nachdem sie mein Buch "Ich besiegte meinen Krebs..." gelesen hatten, den Wunsch geäußert, uns auf La Palma zu besuchen. Dabei lernten wir eine Vielzahl unterschiedlicher Menschen mit vielschichtigen Beweggründen kennen. Einige wollten sehen, ob ich wirklich existiere und ob meine Geschichte wahr ist, während andere einfach ein persönliches Gespräch führen wollten – ein Anliegen, das ich stets verstand.

Nun zu dem Ereignis vom letzten Karfreitag: Rainer und Gaby, die uns bereits vor 5 Jahren besucht hatten, waren erneut auf La Palma und schlugen vor, sich zu einem Kaffee zu treffen. Die Gespräche waren angenehm und die Zeit verging wie im Flug. Doch dann geschah etwas Interessantes: Etwa eine Stunde später setzte sich ein anderes Paar an den Nebentisch, das uns unbekannt war. Rainer wies uns darauf hin, dass die Frau am Nachbartisch mein Buch las – "Ich besiegte meinen Krebs...". Ich war beeindruckt von diesem Zufall. Als wir uns zum Gehen wandten, hielt ich kurz am Nachbartisch an und sagte zu der Frau: "Sie sehen, das Buch lügt nicht. Ich lebe noch." Zuerst war die Frau überrascht, dann lobte sie das Buch und fand es sehr hilfreich.

Dieses Ereignis brachte mich zum Nachdenken. Anfangs interpretierte ich es als Bestätigung, weiterhin Menschen zu helfen. Doch eine Woche später bin ich zu einem anderen Schluss gekommen. Meine Zeit im Kampf gegen den Krebs ist vorbei. Gestern Nacht wurde mir dies endgültig bewusst. Ich hatte einer Frau, die um das Leben ihrer Tochter kämpft, Aloe Arborescens empfohlen – eine Empfehlung, die ich durch das Buch von Pater Romano Zago erhalten hatte. Doch die Reaktion dieser Frau, ohne jegliches Fachwissen, schockierte mich zutiefst. Stunden später war ich immer noch fassungslos darüber, wie jemand, der nur das Beste will, so unbedacht urteilen kann.

Dieses Ereignis rief unzählige Gespräche mit "speziellen Menschen" in Erinnerung, bei denen ich vergeblich versuchte, die Augen zu öffnen. Doch heute erkenne ich, dass es sinnlos ist, wie Don Quichote gegen Windmühlen zu kämpfen. Ich werde ein neues Leben beginnen! In meinen Büchern finden Sie alle Informationen, die Sie benötigen. Doch den Weg müssen Sie allein gehen.

Ich wünsche Ihnen in tiefer Verbundenheit, dass Sie Ihren Weg finden und ihn erfolgreich gehen.

Was haben Jetstream und Saharastaub mit unserer Gesundheit zu tun?

Einleitung: Feinstaub, der aus verschiedenen Quellen stammt, darunter natürliche wie Wüstenstaub und anthropogene wie industrielle Emissionen, kann tatsächlich gesundheitsschädlich sein.

Sie fragen sich vielleicht, was das mit Ihnen zu tun hat?

Die Antwort lautet: eine ganze Menge. Und warum? Weil Sie jeden Tag eine Vielzahl von Partikeln einatmen. Und glauben Sie mir, das ist lebensgefährlich. In diesem Artikel werde ich Ihnen die Zusammenhänge verdeutlichen.

Fangen wir mit dem Jetstream an. Was ist der Jetstream? Ein Jetstream ist eine sehr schnelle, bandförmige Westwindströmung, die Geschwindigkeiten von bis zu 540 Kilometern pro Stunde erreichen kann. Es handelt sich um atmosphärische Windbänder mit nahezu horizontaler Strömungsachse und Geschwindigkeiten von bis zu 540 km/h. Ich kann Ihnen nicht genau sagen, wie breit der Jetstream normalerweise ist, aber ich kann Ihnen sagen, dass er über Ihnen weht, egal ob Sie in Flensburg, Köln, München, Wien, Zürich oder Mailand sind. Schauen Sie nach oben. Da weht er, da könnte man ihn theoretisch sehen. Aber darum geht es hier nicht. Sondern darum, was der Jetstream in sich trägt. Er ist voll von Kleinstpartikeln, die durch wechselnde Windgeschwindigkeiten und die Erdanziehungskraft zur Erde gelangen und die wir täglich einatmen.

Ostern 2024 gab es in Mitteleuropa eine hohe Feinstaubbelastung durch Saharastaub. Ein Institut für chemische Verfahrenstechnik analysierte den "Sand", der vom Himmel regnete. Sie fanden darin folgende Bestandteile: Nickel, Barium, Aluminium und Arsen in Mengen, die bis zu 700-fach über den zulässigen Grenzwerten lagen! Seltsamerweise wurden auch Metalle gefunden, die es in der Sahara NICHT gibt. Woher kommen sie? Meiner Meinung nach sind auch sie Bestandteile von Mikropartikeln, die im Jetstream vorhanden sind. Nach der Analyse des Instituts wurden in den Proben die Grenzwerte für Arsen um das 44-fache, für Barium um das 660-fache, für Nickel um das 2500-fache, für Zink um das 64-fache und für Eisen um das 23-fache überschritten. Ich erspare mir hier weitere Ausführungen.

Vor vielen Jahrzehnten dachten unsere Eltern, dass man nur dann von Umweltbelastungen betroffen ist, wenn man direkt neben einer Dreckschleuder wohnt. Aber diese Zeiten sind vorbei. Jeder, der unter dem Jetstream lebt, ist betroffen. Und der Jetstream ist genau über IHNEN!

In meinem Buch "Ich habe meinen Krebs besiegt. Sie können es auch" habe ich über meine Zeit berichtet, in der ich das Glück hatte, unzählige Lektionen von unabhängigen Wissenschaftlern zu erhalten. Eine These der Wissenschaftler aus dem Jahr 2017 lautete: "Bis zum Jahr 2020 wird jeder zweite Mensch in den Industrieländern an Krebs erkranken, wie eine amerikanische Studie prognostiziert. Neueste Prognosen gehen davon aus, dass bis 2030 jeder an Krebs erkranken wird." Auch wenn mir das damals etwas gewagt vorkam, muss ich heute sagen: Die Experten hatten Recht.

Hat Sie das eben Gelesene erschüttert?

Meiner Meinung nach gibt es zwei Dinge, die man tun kann, um angemessen darauf zu reagieren:

1. Wenn möglich, sollte man so weit wie möglich nach Südeuropa ziehen, wo man vom Jetstream verschont bleibt.

2. Oder, und das scheint für die meisten die einzige realistische Chance zu sein, man muss täglich ohne großen Aufwand entgiften.

So entgiften Sie jeden Tag:

Es gibt leider keine Pillen und Medikamente, das ist nur zusätzliches Gift. Zum Thema Medikamente zitiere ich Dr. John Virapen, ehemaliger Manager der Pharmakonzerne Eli Lilly and Company (CEO von 1980 bis 1988) und Novo Nordisk, der sagte: "Sie verkaufen Ihnen gefährliche Medikamente, um Geld zu machen, sonst nichts. Wenn Sie glauben, dass die Pharmaindustrie Medikamente auf den Markt bringt, um Ihnen zu helfen - vergessen Sie es!".

Was kann man tun?

Halten Sie sich von Lebensmitteln fern, die Chemikalien enthalten. Der Supermarkt ist ein Chemikalienlager und definitiv kein Lebensmittelmarkt (kaufen Sie keine Fertigprodukte). Trinken Sie viel sauberes, reines Wasser (kein Leitungswasser oder Mineralwasser). Nehmen Sie sekundäre Pflanzenstoffe in Form von möglichst frischem Obst, Gemüse, Fleisch und Fisch zu sich (natürlich nicht aus Massentierhaltung).

Wie sieht die Realität aus?

Leider können wir uns nicht vor den Gefahren der allgemeinen Umweltverschmutzung schützen. Unsere Nahrungskette ist kontaminiert und alles landet zeitversetzt wieder auf unserem Teller und in unserem Trinkwasser. Gegen die Gifte, die wir aus der Umwelt aufnehmen, können wir uns nicht wehren. Selbst vor den allgegenwärtigen Giften in der Nahrung können wir uns nicht schützen, wie Lebensmittelskandale leider allzu oft beweisen. Deshalb ist es wichtig, bewusst einzukaufen. Hofläden beim Bauern des Vertrauens oder gute Bioläden sind ideale Orte dafür.

Und das Trinkwasser?

Mittlerweile, so berichten Wissenschaftler, ist unser Leitungswasser mit bis zu 20 bis 30.000 Stoffen belastet. In Deutschland lässt der Gesetzgeber nur 36 Stoffe im Leitungswasser kontrollieren.

Ich denke, hier ist jeder Einzelne gefordert, etwas für sich und seine Familie zu tun. Wer glaubt, sein Heil im Mineralwasser zu finden, sollte wissen, dass der Gesetzgeber hier nur 16 Schadstoffe überprüfen lässt. Mineralwasser ist selten besser als Leitungswasser!

Stiftung Warentest hat 30 „Medium-Sprudelwässer" untersucht und kommt zu dem Testurteil: „Diese Wässer enthalten kaum Mineralstoffe, dafür aber Pestizide und andere Verunreinigungen". Auf Uran wurde gar nicht getestet! Mineralwasser ist sicher keine Alternative!

Mittlerweile gibt es ausgereifte, moderne Wasseraufbereitungsanlagen, mit denen jeder zu Hause köstliches, frisches und gesundes Trinkwasser herstellen kann.

So produzieren Sie das Lebenselixier Trinkwasser selbst: rein, gesund und in bester Lebensform. Doch Trinkwasser ist nicht gleich Trinkwasser. Um dauerhaft entgiften zu können, muss das aufbereitete Leitungswasser einige grundlegende Eigenschaften aufweisen, bevor es zu Trinkwasser wird.

Wie definiert die Wissenschaft im Jahr 2024 „gesundes Wasser"?

Es sollte

- frei von Chemikalien sein
- nicht sauer sein
- einen basischen pH-Wert haben
- einen Überschuss an Elektronen haben, um "freie Radikale" zu zerstören
- starke antioxidative Eigenschaften als Nahrungsergänzung haben
- reich an Wasserstoff sein
- hexagonale Strukturen haben
- und zellgängig sein.

Um meinen Krebs zu besiegen, haben meine Frau und ich ein medizinisch zertifiziertes Produkt gekauft, das genau diese Eigenschaften besitzt.

Wir trinken dieses Wasser jeden Tag als Teil unserer täglichen Kur, um unser Immunsystem zu stärken und unsere Gesundheit wiederherzustellen und zu stabilisieren.

Ich kann nur jedem raten, sein Trinkwasser zu wechseln.

Ändern Sie Ihr Wasser - ändern Sie Ihr Leben!

Wenn Sie eine kostenlose Beratung über medizinisch zertifizierte Geräte wünschen, finden Sie hier die Kontaktdaten für alle, die sich für sauberes Trinkwasser interessieren. Diese Geräte ermöglichen die Herstellung von Wasser höchster Qualität. Die Preise liegen je nach Gerät und Leistungsumfang zwischen 3.300 und 5.000 €. Bei Interesse finden Sie hier den Ansprechpartner.

E-Mail: mail@hexagonales--wasser.de

Webseite: www.hexagonales--wasser.de

Termine nach Vereinbarung.

Dein Partner für gesundes Trinkwasser

Wir wissen, wie wichtig Trinkwasser für unser Wohlbefinden und unsere Gesundheit ist. Ein Schicksalsschlag hat uns dazu veranlasst, uns intensiv mit dem Thema extrazelluläres, hexagonales Wasser mit negativem ORP-Wert zu beschäftigen. Wir beraten dich gerne! https://www.hexagonales--wasser.de/

Hier finden Sie einige aktuelle Studien, Fachartikel und Quellenangaben:

Studie 1: Luftverschmutzung durch Feinstaub und tägliche Sterblichkeit in 652 Städten

https://pubmed.ncbi.nlm.nih.gov/31433918/

Schlussfolgerungen: Unsere Daten zeigen unabhängige Zusammenhänge zwischen der kurzfristigen Exposition gegenüber PM 10 und PM 2,5 und der täglichen Gesamt-, Herz-Kreislauf- und Atemwegsmortalität in mehr als 600 Städten auf der ganzen Welt. **Diese Daten verstärken den Beweis für einen Zusammenhang zwischen Mortalität*** und PM-Konzentration, der in regionalen und lokalen Studien festgestellt wurde. (Geför-**

dert von der National Natural Science Foundation of China und anderen.)

*** **Mortalität** bezeichnet die Anzahl der Sterbefälle in einem bestimmten Zeitraum bezogen auf die Gesamtanzahl der Individuen.

Studie 2: Feinstaubbelastung und Lebenserwartung in Deutschland

https://link.springer.com/article/10.1007/s11943-021-00292-1

Fazit: Im vorliegenden Beitrag wurde der Zusammenhang zwischen Feinstaubbelastung und Lebenserwartung in einer ökologischen Studie auf Kreisebene in Deutschland untersucht. Auf Grundlage einer Pooled-OLS Schätzung kann ein statistisch signifikant negativer Zusammenhang zwischen den Niveaus von Lebenserwartung und Feinstaubbelastung im westdeutschen Hintergrundbereich festgestellt werden.

Artikel 1: Feinstaub verkürzt das Leben: US-Kardiologen Warnen. https://pubmed.ncbi.nlm.nih.gov/27370922/

Artikel 2: Feinstaub auch unterhalb der Grenzwerte schädlich : Public Health https://pubmed.ncbi.nlm.nih.gov/32221888/

Warum habe ich es geschafft?

Meine Mutter pflegte stets zu sagen: *"Verlasse dich auf andere – und du wirst verlassen!"* Dadurch wurde mir klar, dass ich die Initiative ergreifen musste, um zu überleben. Ich wurde zum Autodidakten, stellte mir unentwegt Fragen und suchte nach Antworten, bis ich die Zusammenhänge verstand.

Es sei angemerkt, dass meiner Meinung nach in den letzten Jahrhunderten bereits alles gedacht und gelöst wurde. Doch vieles passt nicht ins System, und manches durfte nicht das Licht der Welt erblicken.

Ich möchte nicht unerwähnt lassen, dass Hunderte von unbeugsamen Wissenschaftlern, die glaubten, der Menschheit zu helfen, plötzlich und unerwartet verstorben sind.

Ein Professor für Onkologie erklärte seinen Studenten:

"Wenn Sie die Sterberate bei Krebs um ein paar Prozent reduzieren können, werden Sie geehrt. Wenn Sie Krebs heilen können, werden Sie erschossen!"

Um unser System noch intensiver zu verdeutlichen, möchte ich ein Zitat von Rudolf Virchow, einem deutschen Pathologen, Anthropologen, Prähistoriker und Politiker, einfügen. Er sagte: *"Zwei Dinge pflegen den Fortschritt der Medizin aufzuhalten: Autoritäten und Systeme."* Übrigens erlangte Virchow mit seiner Zellularpathologie und seinen Forschungen zur Thrombose Weltruhm!

Noch deutlicher äußerte sich Prof. Dr. Pauling, zweifacher Nobelpreisträger und Begründer der orthomolekularen Medizin. Er sagte: *"Jeder sollte wissen, dass der Krieg gegen den Krebs größtenteils ein Betrug ist!"*

Nun sollte jeder verstehen können, woher der Wind in unserem System weht, das nur von Geld und Profit geprägt ist.

Um dies humorvoll zu verdeutlichen: Stellen Sie sich vor, was in unserer Gesellschaft passieren würde, wenn alle wesentlichen Erkenntnisse der Wissenschaft für jedermann zugänglich wären? Die Menschen würden gesund alt werden, die Rentensysteme implodieren, die Krankenkassen müssten in Gesundheitskassen umbenannt werden. Um nicht weiter abzuschweifen, zitiere ich hier Prof. Dr. Friedrich F. Friedmann, einen deutschen Mediziner und Pionier der Tuberkuloseforschung. Er brachte es auf den Punkt, indem er sagte: *"Der letzte Grund des Widerstandes gegen eine Neuerung in der Medizin ist immer der, dass hunderttausende von Menschen davon leben, dass etwas unheilbar ist."*

Nun aber zurück zu mir. Bedeutende Persönlichkeiten, Wissenschaftler, Forscher und Individualisten aus der Vergangenheit gaben mir Antworten auf meine Fragen, wobei die meisten vom jeweiligen System ausgegrenzt und geächtet wurden.

Damit Sie sehen, wie ich begonnen habe, mich dem komplexen Thema zu nähern, lasse ich Sie an einigen Fragen teilhaben, die mir damals in den Sinn kamen.

Warum leben Menschen in einigen Regionen der Welt viel länger als der Durchschnitt? Was machen sie anders? Woran liegt das? Warum erreichen in Japan die meisten Menschen ein hohes Alter? Warum leben dort mehr als 90.000 Menschen, die älter als 100 Jahre sind? Warum wurden die Menschen im Hunzatal, bevor die "Zivilisation" kam, 150 Jahre alt? Was war das Besondere im Hunzatal? War es die Ernährung? War es das reine Bergwasser? Was war das Besondere an ihrem Wasser? Was ist falsch mit unserem Trinkwasser? Gibt es Heilquellen auf der Welt? Was ist das Besondere an diesem Wasser? Warum sterben Zellen im Körper? Warum mutieren Zellen im Körper? Wie viele Zellen hat ein Mensch? Wie viele Zellen sterben täglich? Regenerieren sich unsere Zellen im Körper? Was muss man tun, damit Zellen ohne Stress leben? Wie kann man die Selbstheilungskräfte ankurbeln? Woraus besteht eigentlich der menschliche Körper? Stimmt es, dass wir ca. zu 70% aus Wasser bestehen?

Um Sie nicht zu langweilen, höre ich hier nun auf. Ich wollte Ihnen mit den letzten Sätzen nur zeigen, wie ich vorgegangen bin.

Mir schossen unzählige Fragen durch den Kopf, und viele konnte ich mir erst nach 10 Jahren verständlich erklären. Doch eines weiß ich: Unser Schöpfer hat das System "Mensch" perfektioniert. Unsere Selbstheilungskräfte sind exorbitant. Ein kleines Beispiel? Eine Schnittwunde am Finger ist kurz schmerzhaft und ärgerlich, aber lässt sich anstandslos selbst versorgen. Man lässt Wasser darüber laufen, um den Dreck abzuspülen, und versorgt den Bereich mit einem Pflaster. Sofern man keine Sehnen oder Nerven durchtrennt hat, war es das. Nach kurzer Zeit ist die Schnittwunde verschwunden und durch neue Hautzellen repariert worden. Daran kann man sehen, dass unser menschlicher Körper in der Lage ist, defekte oder fehlende Zellen wieder zu ersetzen.

Ein anderes Beispiel? Unsere Leber kann nach einer Verletzung oder operativen Teilentfernung nachwachsen. Schon nach einem halben Jahr hat die Leber wieder ihre ursprüngliche Größe erreicht. Alle Zellen unseres Körpers können nachwachsen. Man muss unserem Körper nur dabei helfen. Jeden Tag sterben in unserem Körper zwischen 50 und 70 Milliarden Zellen ab und werden ersetzt.

Alle 7 Jahre soll sich der menschliche Körper komplett erneuert haben. Wobei dieser Aspekt bei einer Krankheit meiner Meinung nach nicht so wichtig ist. Ich wollte nur zeigen, dass unser Körper Zellen erneuert und alles reparieren kann.

Durch diesen Selbstmechanismus der Zellerneuerung kann sich unser innerer Arzt um unsere Selbstheilung kümmern und Probleme lösen. Das geht natürlich nicht auf Knopfdruck, das geht auch nicht, wenn man ein paar Mal geschlafen hat, das kann ein extremer Kampf sein, mit offenem Ausgang. Jede Krankengeschichte ist anders, aber hoffnungslos ist meiner Meinung nach nichts. Man darf nur keine Angst haben. Körper, Geist und Seele stärken und an der einen oder anderen Stelle nachjustieren und dann könnte es, wenn Gott mitspielt, bei jedem gelingen.

Die Wissenschaft des ganzheitlichen Heilens

In den Tiefen der medizinischen Geschichte gibt es herausragende Persönlichkeiten, deren bahnbrechende Erkenntnisse die Art und Weise, wie wir Krankheiten betrachten, nachhaltig verändert haben. Dr. Alexis Carrel ist zweifellos eine solche Ikone, dessen Verdienste auf dem Gebiet der Gefäßchirurgie ihm im Jahr 1912 den Nobelpreis für Medizin einbrachten. Seine wegweisenden Studien, insbesondere die Kultivierung eines Hühnerherzens über einen erweiterten Zeitraum, legten den Grundstein für ein tieferes Verständnis der Zellbiologie.

Die Essenz seiner Forschung fokussierte sich auf die extrazelluläre Flüssigkeit und deren essentielle Bedeutung für die Zellen. In diesem Zusammenhang kam Carrel zu einer bemerkenswerten Schlussfolgerung, die auch heute noch von Bedeutung ist. Er glaubte, dass Tumore entstehen, wenn die Wasserstruktur innerhalb der Zellen gestört ist. Dieser bahnbrechende Gedanke öffnete die Türen zu einer ganzheitlichen Betrachtungsweise von Krankheiten, insbesondere von Krebs.

Nach meinen persönlichen Erfahrungen und intensiven Recherchen bin ich zu dem Schluss gekommen, dass die Wasserstruktur eine entscheidende Rolle in unserem Kampf gegen Krebs spielt. Es scheint, dass nur hexagonales Wasser in der Lage ist, die Aquaporine – die Wasserkanäle in den Zellmembranen – effektiv zu durchdringen. Dieser Aspekt wurde für mich zu einem Schlüsselverständnis auf meinem Weg der Ganzheitlichen Heilung.

Die Erkenntnis, dass die Qualität des Wassers, das wir täglich zu uns nehmen, einen direkten Einfluss auf die Zellgesundheit hat, führte mich zu der Überzeugung, dass basisches Wasser eine essenzielle Rolle in unserem Hydratationsprozess spielt. Die richtige Hydrierung des Körpers mit basischem Wasser unterstützt nicht nur den Erhalt einer optimalen Wasserstruktur innerhalb der Zellen, sondern fördert auch die Ausscheidung von Säuren und Toxinen.

Meine persönliche Reise, die mich vom Schock der Krebsdiagnose zurück ins Leben führte, wurde maßgeblich von der Integration dieser Erkenntnisse geprägt. Tägliche Praktiken, wie die bewusste Auswahl von hexagonalem Wasser und die Aufrechterhaltung eines basischen Milieus im Körper, wurden zu Eckpfeilern meiner Ganzheitlichen Heilung.

Dieses Kapitel ist nicht nur ein Rückblick auf die wegweisenden Erkenntnisse von Dr. Alexis Carrel, sondern auch eine Einladung, die Bedeutung der Wasserstruktur in unserem eigenen Kampf gegen Krankheiten zu erkennen.

Möge dieses Wissen uns auf unserem Weg der Heilung und des Lebens begleiten, um die Grundlagen einer ganzheitlichen Gesundheit zu legen.

Aktuelle Zahlen zur Krebsbehandlung

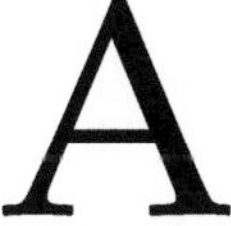

Als ich für dieses Kapitel recherchierte, habe ich Dr. Google bemüht, um die aktuelle Krebsstatistik zu finden, die ich Ihnen hier vorstellen möchte.

Die Statistiken der Schulmedizin und die Überlebenserfolge nach einer Chemotherapie nach 5 Jahren über alle Krebsarten sind ernüchternd. Laut Robert-Koch-Institut liegt die absolute 5-Jahres-Überlebensrate derzeit bei 50 Prozent bei Männern und 58 Prozent bei Frauen.

Die Wahl des Lebensweges: Vertrauen in die Behandlung

Liebe Leserinnen und Leser,

Krebs – ist ein Wort, das wie ein Blitz in unser Leben einschlägt und alles verändert. Vor elf Jahren traf mich dieser Blitz und ich stand vor der Wahl meines Lebensweges. Heute stehe ich hier, gesund und stark, und möchte meine Gedanken mit Ihnen teilen, Gedanken über Hoffnung, Heilung und die Kraft der Entscheidung.

Wenn wir uns die Zahlen der konventionellen Krebstherapie anschauen, werden wir mit einer nüchternen Realität konfrontiert. Die Statistiken der Schulmedizin zeigen uns, dass die 5-Jahres-Überlebensrate nach einer Chemotherapie bei etwa 50 Prozent für Männer und 58 Prozent für Frauen liegt. Das sind Zahlen, die uns nachdenklich machen sollten.

Sind wir bereit, unser Leben auf eine 50:50-Chance zu setzen?

Ich kann mir die Frage nicht verkneifen, warum Menschen ihr körperliches Wohl auf eine solche Wette setzen, wenn es um ihre Gesundheit geht. Es erinnert mich an meine Tage als Spieler, als ich am Roulettetisch saß und mein Geld auf Rot oder Schwarz setzte. Aber hier geht es nicht um Geld, sondern um das wertvollste Gut, das wir besitzen - unser Leben.

Die Alternativen zur Schulmedizin zeigen uns einen anderen Weg, einen Weg, der auf ganzheitliche Heilung und Selbstbestimmung setzt. Studien und Erfahrungen zeigen, dass alternative Heilmethoden eine Erfolgsquote von bis zu 75 Prozent haben.

Diese Zahlen sprechen für sich und geben Hoffnung, dass es Möglichkeiten jenseits der konventionellen Grenzen gibt.

Es geht mir nicht darum, die Schulmedizin zu verdammen oder zu verteufeln. Sie hat zweifellos ihren Platz und ihre Berechtigung, aber es geht darum, die Wahl zu haben, informiert zu sein und die für sich beste Entscheidung zu treffen. Es geht um das Vertrauen in die eigene Intuition und in die Vielfalt der Heilungsmöglichkeiten.

Liebe Leserinnen und Leser, ich lade Sie ein, sich zu informieren, Fragen zu stellen und Ihren eigenen Weg zu finden. Einen Weg, der getragen ist von Hoffnung, Mut und Liebe. Einen Weg, der nicht von Angst und Statistiken bestimmt wird, sondern vom Vertrauen in die eigene Heilkraft.

Möge dieser Text ein Licht auf Ihrem Weg sein, ein Licht, das Ihnen Mut macht und Ihnen die Kraft gibt, für Ihre Gesundheit einzustehen. Möge er Sie ermutigen, die Entscheidungen zu treffen, die Ihrem Herzen und Ihrer Seele entsprechen.

Mit herzlichen Grüßen und den besten Wünschen für Ihre Gesundheit,

Ihr Michael Kurth Al Naqib

Ein Wegweiser durch die Seiten des Lebens: Unsere Bücher für Ihren Weg zur Heilung

Jedes Wort ist gesprochen, jeder Gedanke formuliert, und nun möchte ich Ihnen unsere Bücher vorstellen, von denen ich zutiefst überzeugt bin, dass sie für Ihren weiteren Weg von unschätzbarem Wert sein können. Begleiten Sie mich auf einer Reise durch die Seiten des Lebens, während ich Ihnen eine Auswahl von Büchern vorstelle, die Ihnen helfen können, Ihren eigenen Weg zur Heilung zu finden.

Inas Mariam Al Naqib

Ich besiegte meinen Krebs. Sie können das auch!

Wie? Erzählt Ihnen Michael in diesem Buch

4. überarbeitete Auflage

<u>**So ist alles entstanden!**</u>

Ich besiegte meinen Krebs. Sie können das auch!:

Wie? Erzählt Ihnen Michael in diesem Buch. 11 Jahre sind vergangen. Michael ist krebsfrei!

Autorin: Inas Mariam Al Naqib

Für Michael war sofort nach seiner Krebsdiagnose klar, dass er nicht zu den 97,7% gehören wollte, die laut einer repräsentativen Studie an 228.000 Krebspatienten nach einer Chemotherapie sterben.

Ein guter Freund von Michael, der vor seinem Tod eine schmerzhafte Chemotherapie über sich ergehen lassen musste, gab ihm vor seinem Tod einen freundschaftlichen Rat: »Michael, solltest du jemals in meine Lage kommen, lehne die Chemotherapie ab. Das Zeug vergiftet dich und bringt dich um. Ich spüre es an meinem eigenen Körper. Es ist pures Gift!«

Ab dem Zeitpunkt seiner Erkrankung beschäftigte sich Michael nur noch mit seinem Krebs. Er analysierte seine Krankheit mit verschiedensten Management- und Entwicklungstools, um eine valide Einschätzung der Gesamtsituation mit allen Risiken, Schwächen, Stärken und Chancen zu erhalten.

Daraus entwickelte er eine erfolgreiche Strategie und Zukunftsperspektive. Vom ersten Tag an formulierte Michael: »Ich werde ein schönes neues Leben ohne Krebs führen«. Er entwickelte ein 5-Säulen-Programm, um sich selbst zu heilen. Der Erfolg gibt ihm Recht. Lesen Sie selbst!

»Qui sanat vincit - Wer heilt, hat Recht!«

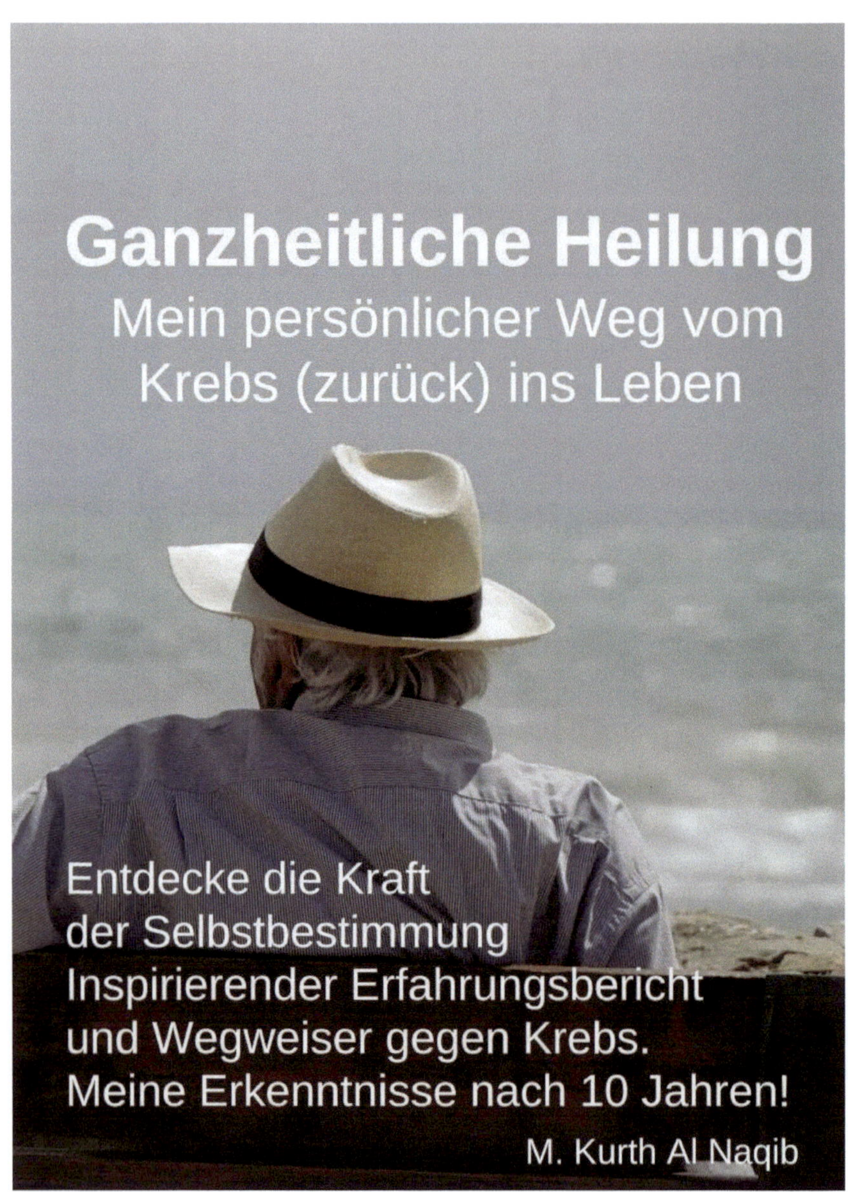

Ganzheitliche Heilung
Mein persönlicher Weg vom
Krebs (zurück) ins Leben
Entdecke die Kraft
der Selbstbestimmung
Inspirierender Erfahrungsbericht
und Wegweiser gegen Krebs.
Meine Erkenntnisse nach 10 Jahren!
M. Kurth Al Naqib

Ganzheitliche Heilung. Mein persönlicher Weg vom Krebs (zurück) ins Leben.

Entdecke die Kraft der Selbstbestimmung - Inspirierender Erfahrungsbericht und Wegweiser gegen Krebs. Meine Erkenntnisse nach 10 Jahren!

Begleite Michael auf seiner Reise, die ihn trotz seiner Krebsdiagnosen zur ganzheitlichen Heilung geführt hat. Dieses emotionale Buch ist mehr als ein Erfahrungsbericht, es ist ein leidenschaftlicher Aufruf, das eigene Leben aktiv zu gestalten. Werde zum Regisseur deines Lebens - trotz und mit deiner aktuellen Diagnose. Michael teilt nicht nur seinen Kampf gegen die Krankheit, sondern auch den Schlüssel zur Selbstbestimmung. Inmitten der Herausforderungen des Lebens zeigt er uns, wie wir trotz Krankheit die Kontrolle über unser eigenes Schicksal behalten können. Seine Botschaft ist klar: "Wach auf und werde die beste Version deiner selbst! Entdecke die Kraft der Selbstbestimmung und der ganzheitlichen Heilung.

Dieses Buch ist nicht nur ein Spiegel seiner eigenen Erfahrungen, sondern auch ein inspirierender Leitfaden für alle, die sich in einem ähnlichen Prozess befinden. Michael ermutigt dazu, nicht mehr nur zu zweifeln und zu hinterfragen, sondern sich selbst zu entdecken und die eigenen Lebensregeln zu gestalten. Die Essenz seiner Botschaft: **Glaube an dich selbst und gestalte aktiv die Regeln deines Lebens!** Michael teilt nicht nur seine Geschichte, sondern präsentiert auch informative Beiträge zu seiner persönlichen Anti-Krebs-Strategie.

Dieses Buch ist ein Lichtblick für alle, die neue Wege suchen - Wege, die von Überzeugung und Selbstheilung geprägt sind. Lass dich inspirieren, werde aktiv und entdecke die Kraft der Selbstbestimmung. Werde zum Gestalter deines Lebens - trotz und mit der Diagnose.

Inas Mariam Al Naqib

Natürliche Heilmittel

versus

Schulmedizin

Die besten Hausmittel und Pflanzen aus der Schatzkammer der Natur. Wasser, Obst, Gemüse und Kräuter sind als Heilmittel leistungsfähiger als jedes Medikament.

Natürliche Heilmittel versus Schulmedizin:

Hier finden Sie die besten Hausmittel und Pflanzen aus der Schatzkammer der Natur. Hexagonales Wasser, Obst, Gemüse und Kräuter sind leistungsfähiger als jedes Medikament.

In diesem Buch finden Sie ausschließlich wissenschaftlich geprüfte und bestätigte Fakten aus der Schatzkammer der Natur, die eindeutig besagen, dass natürliche Heilmittel besser als Chemotherapie, Bestrahlung und Medikamente sind. Dies wurde durch Tausende von wissenschaftlichen Untersuchungen bestätigt. Auch Sie können ihre Selbstheilung und ihr körpereigenes Abwehrsystem stärken.

Geben Sie Zivilisationskrankheiten wie Krebs kein Chance. 7 Jahre sind nun seit der Krebserkrankung meines Mannes vergangen. Durch seine Genesung habe ich mich entschlossen, dieses Buch für Sie zu schreiben. Für meinen Mann war damals sofort klar, dass er keine Chemotherapie und keine Bestrahlung akzeptieren würde. Schließlich fanden wir Alternativtherapien, die meinen Mann vom Krebs befreiten. Ich widmete mich dem Thema Ernährung und konzentrierte mich auf Naturprodukte, die speziell vorbeugend als auch therapierend erfolgreich gegen Krebs agieren. Ich möchte Ihnen mit diesem Buch mein bzw. unser erworbenes Wissen weitergeben. Wir können uns gegen Umweltgifte, Elektrosmog, Chemtrails und Pestizide schützen. Ich zeige Ihnen, wie wichtig Naturprodukte für uns Menschen sind und dass eine Entgiftung unumgänglich ist. Besonders in der heutigen Zeit, wo das Wasser, unsere Nahrung und unsere Luft kontaminiert sind. Die Natur lügt nicht. Sie schenkt uns Gesundheit, entgiftet unseren Organismus, lindert unsere Schmerzen und heilt unsere Krankheiten. Meinem Mann hat die Natur geholfen, krebsfrei zu werden, ohne Chemotherapie und ohne Bestrahlung. Ich veröffentliche hier die besten Hausmittel!

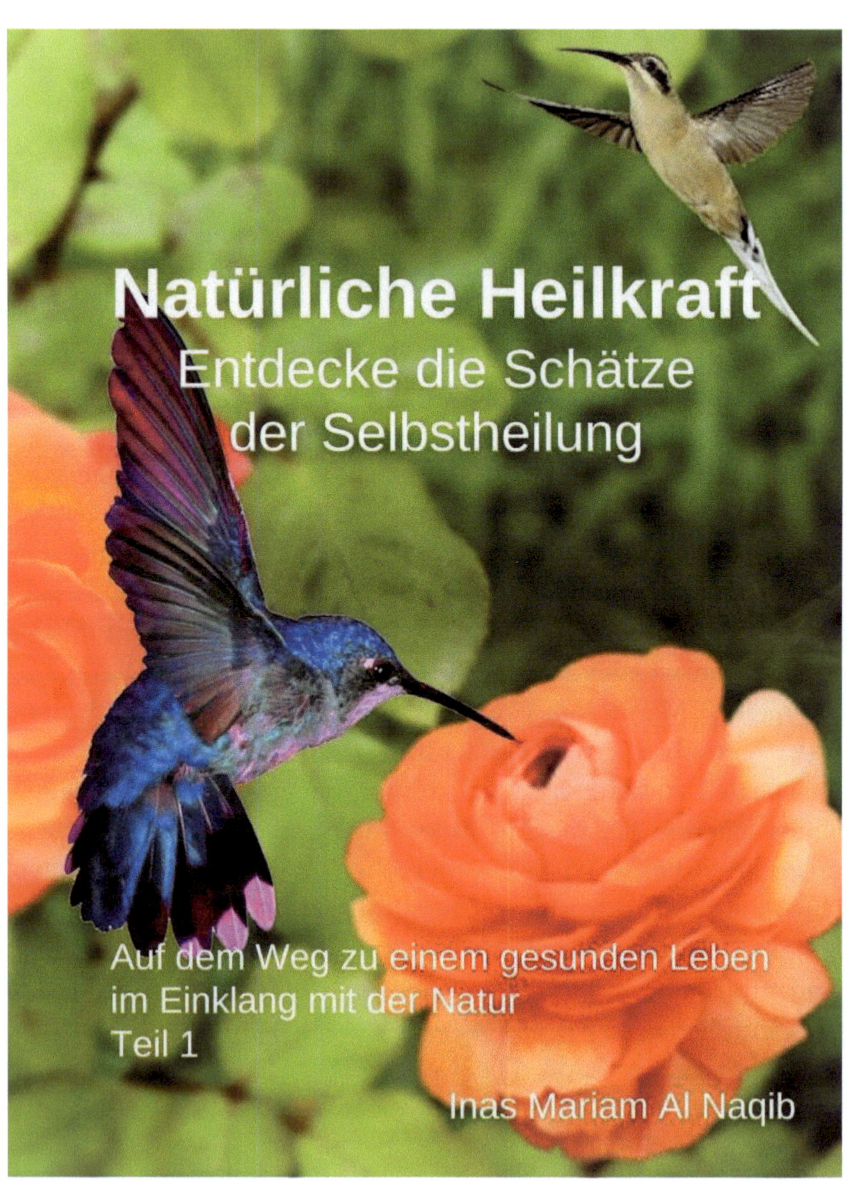

Natürliche Heilkraft
Entdecke die Schätze
der Selbstheilung
Auf dem Weg zu einem gesunden Leben
im Einklang mit der Natur
Teil 1
Inas Mariam Al Naqib

Natürliche Heilkraft: Entdecke die Schätze der Selbstheilung Teil 1 bis Teil 3: Auf dem Weg zu einem gesunden Leben im Einklang mit der Natur

Teil 1: Taschenbuch : 336 Seiten
Teil 2: Taschenbuch : 368 Seiten
Teil 3: Taschenbuch : 376 Seiten

Inas Mariam Al Naqib öffnet die Tür zu einem Leben im Einklang mit der Natur und lädt ein, die verborgenen Schätze der Selbstheilung zu entdecken. In einer von Hektik und Stress geprägten Welt sehnen sich viele Menschen nach einem Weg zurück zu natürlicher Gesundheit und innerem Gleichgewicht.

Diese Trilogie ist mehr als eine Sammlung von Büchern - sie ist ein Wegweiser zu einem erfüllten und gesunden Leben. Geprägt von persönlichen Herausforderungen und tiefgreifenden Verlusten hat Inas Mariam Al Naqib einen Weg gefunden, der sie zu den Wurzeln der Heilung zurückführt. Ihre Bücher sind ein Aufruf zur Selbstheilung und ein Wegweiser für alle, die nach alternativen Wegen zur Gesundheit suchen.

Inspiriert von alter Weisheit und modernen wissenschaftlichen Erkenntnissen nimmt Inas Sie mit auf eine Reise der Selbstfindung. Sie werden verlorene Heilkräfte wiederentdecken, Ihre eigene grüne Hausapotheke zusammenstellen und von den unendlichen Möglichkeiten der Natur profitieren.

Tauchen Sie ein in eine Welt voller heilender Kräfte und lassen Sie sich von Inas Mariam Al Naqibs fesselnder Erzählweise und ihrem fundierten Wissen begeistern. Diese Trilogie ist der Schlüssel zu einem gesunden und erfüllten Leben - eine Schatztruhe voller natürlicher Heilmittel, die nur darauf wartet, von Ihnen geöffnet zu werden.

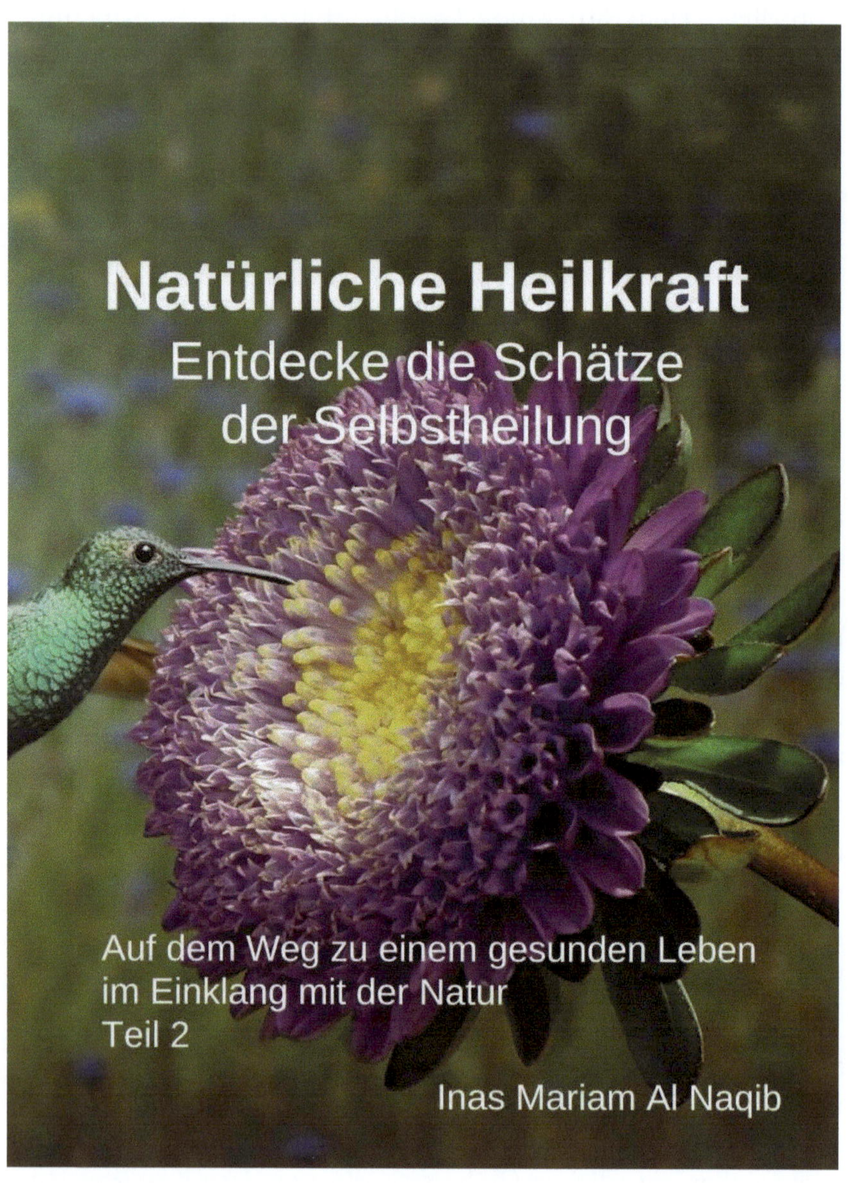

Natürliche Heilkraft
Entdecke die Schätze
der Selbstheilung
Auf dem Weg zu einem gesunden Leben
im Einklang mit der Natur
Teil 2
Inas Mariam Al Naqib

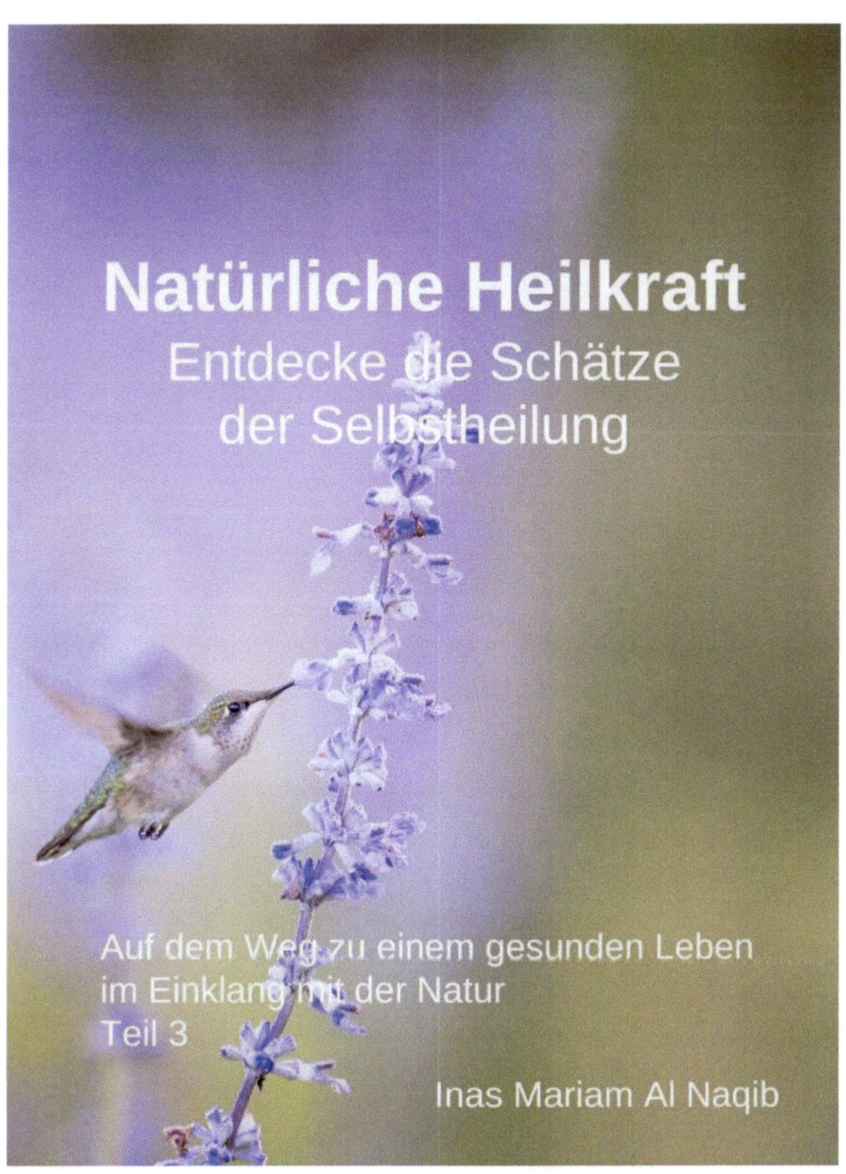

Natürliche Heilkraft
Entdecke die Schätze
der Selbstheilung
Auf dem Weg zu einem gesunden Leben
im Einklang mit der Natur
Teil 3
Inas Mariam Al Naqib

Krebs!

Natürliche Heilkraft:

Ansätze zur
Krebsbekämpfung
mit heilender Nahrung

Auf dem Weg zu einem gesunden
Leben im Einklang mit der Natur

Inas Mariam Al Naqib

In »Krebs! Natürliche Heilkraft: Ansätze zur Krebsbekämpfung mit heilender Nahrung« öffnet Inas Mariam Al Naqib die Tür zu einem ganzheitlichen Ansatz in der Krebsbehandlung und lädt die Leserinnen und Leser ein, die verändernde Kraft einer bewussten Ernährung zu entdecken.

Hier finden Sie alle aktuellen Studien zu natürlichen Lebensmitteln, die sich mit der Frage beschäftigen, ob diese gegen Krebs eingesetzt werden können.

Die Diagnose Krebs löst oft eine Welle der Angst und Unsicherheit aus. In diesem Buch finden Betroffene einen Wegweiser zu alternativen Behandlungsmethoden und ganzheitlicher Heilung. Basierend auf persönlichen Erfahrungen und fundierten wissenschaftlichen Erkenntnissen zeigt Inas Mariam Al Naqib, wie eine gezielte Auswahl von Lebensmitteln und Nahrungsergänzungsmitteln helfen kann, Krebs zu bekämpfen und die Genesung zu fördern.

Dieses Buch ist mehr als eine Zusammenstellung von Heilmitteln - es ist ein Ratgeber, der Mut macht und Hoffnung gibt. Inas Mariam Al Naqib ermutigt die Leserinnen und Leser, die Ernährung als integralen Bestandteil der Krebstherapie zu betrachten, und gibt praktische Tipps und Ratschläge, wie die heilende Kraft der Natur in den Alltag integriert werden kann.

Mit einer inspirierenden Mischung aus alter Weisheit und modernem Wissen lädt »Krebs! Natürliche Heilkraft« dazu ein, den Weg zu einem Leben in Gesundheit und Wohlbefinden zu beschreiten.

Das Buch ist ein Lichtstrahl in dunkler Zeit, der den Weg zur ganzheitlichen Heilung erhellt und jedem Betroffenen die Möglichkeit gibt, aktiv an seiner Genesung mitzuwirken.

Sri Yantra - die Quelle des Lebens

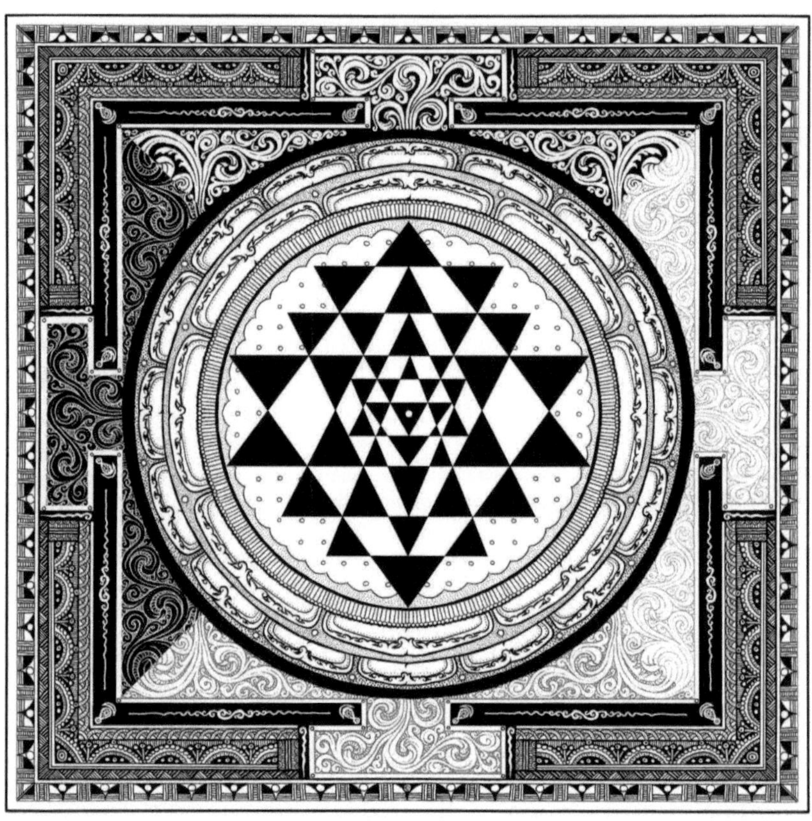

Das Sri Yantra, die höchste Form des göttlichen Seins, ist eines der ältesten, reinsten und kraftvollsten Symbole. Seine Entstehung wird auf über 12.000 Jahre datiert. **Der Überlieferung nach wird derjenige, der das Rätsel des Shri Yantra entschlüsselt, den Ursprung des Universums entdecken.**

Dr. Gillis Patrick Flanagan: Ein Tribut an einen Visionär

*11. Oktober 1944 in Oklahoma City, USA. † 19. Dezember 2019.

Inmitten des Wissensmeers und den vielen Wegen, die uns zur Heilung führen können, ragt die Arbeit von Dr. Gillis Patrick Flanagan wie ein Leuchtturm der Erkenntnis empor. Sein Einsatz für die Menschheit und seine bahnbrechenden Entdeckungen haben unzähligen Menschen Hoffnung und Heilung geschenkt. Ein zentraler Fokus seiner lebenslangen Forschung war das Shri Yantra, ein uraltes Symbol von unermesslicher Bedeutung. Dr. Flanagan tauchte tief in die Geheimnisse dieses Symbols ein, das seit Jahrtausenden als Wegweiser zu den Wurzeln des Universums verehrt wird. In den neun ineinander verschachtelten Dreiecken des Shri Yantra erblickte er nicht nur eine geometrische Anordnung, sondern ein Portal zu essenziellen Lebenskräften. Die Enthüllung der präzisen Zahlenverhältnisse des Shri Yantra führte zu einer bahnbrechenden Erkenntnis: Die mathematischen Muster entsprachen den Spektrallinien des reinen Wasserstoffs, dem fundamentalen Baustein des Lebens. **Diese Erkenntnis öffnete ein Tor zu einer tieferen Wahrheit: Wasserstoff in seiner reinen, negativ ionisierten Form ist nicht nur eine chemische Substanz, sondern die Essenz des Lebens selbst. Dr. Flanagans Arbeit zeigt uns, dass das Wasser, das wir täglich konsumieren, weit mehr ist als nur eine einfache Flüssigkeit.** Es ist der Träger der Licht- und Lebenskraft, die unsere Zellen nährt und belebt. Seine Entdeckungen bringen uns näher zu dem Verständnis, dass aktiver Wasserstoff nicht nur die Grundlage aller Dinge ist, sondern auch die Kraft der Liebe verkörpert.

In einer Welt, in der das Wasser oft als selbstverständlich angesehen wird, erinnert uns Dr. Flanagans Erbe daran, wie kostbar und lebensspendend diese Ressource ist.

Seine Forschung leuchtet wie ein Stern am Firmament der Wissenschaft und seine Erkenntnisse werden noch lange Zeit strahlen, um uns auf unserem Weg zu Gesundheit und Wohlbefinden zu begleiten.

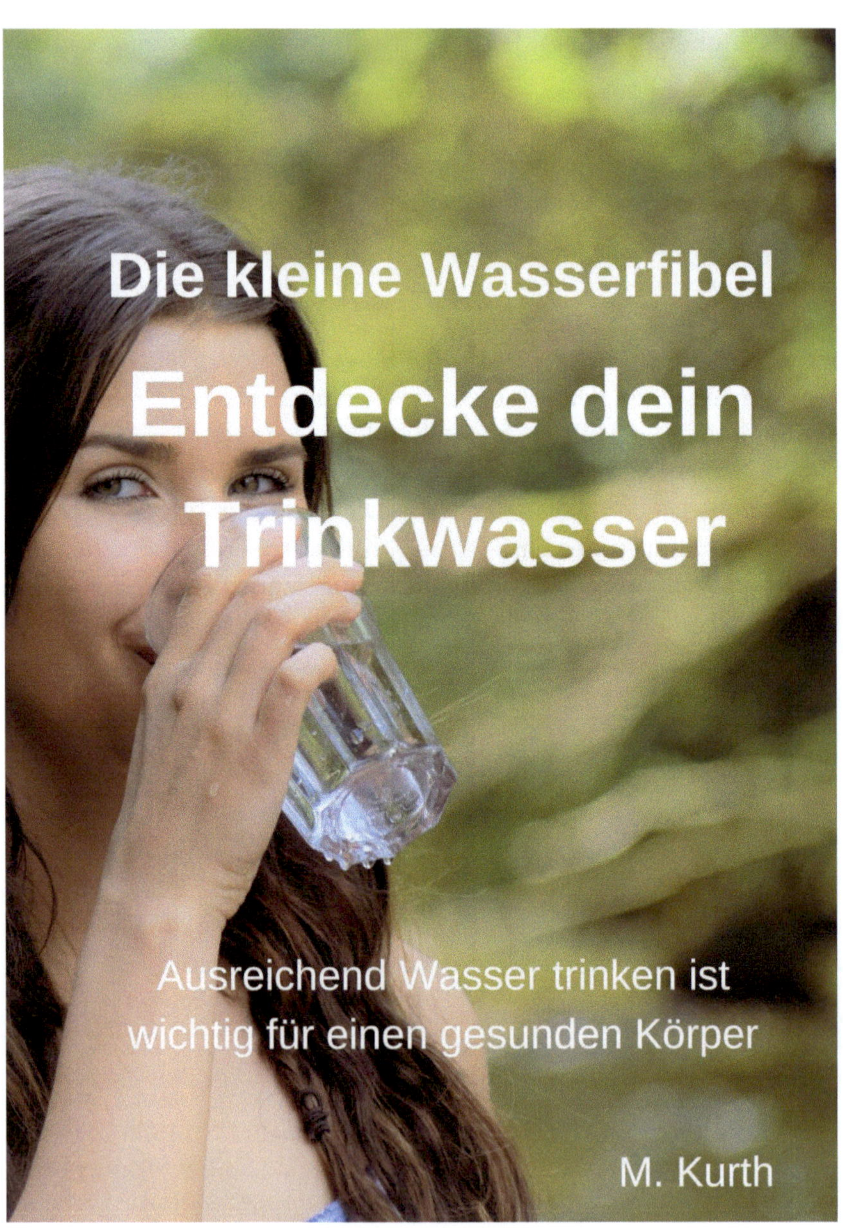

Die kleine Wasserfibel
Entdecke dein Trinkwasser
Ausreichend Wasser trinken ist wichtig für einen gesunden Körper
M. Kurth

Entdecke dein Trinkwasser - Die kleine Wasserfibel

Ausreichend Wasser trinken ist wichtig für einen gesunden Körper. Warum das so ist, erfahren Sie in dieser Fibel.

Entdecke dein Trinkwasser - Die kleine Wasserfibel ist mehr als nur ein Buch: Es ist ein unentbehrlicher Leitfaden für alle, die verstehen wollen, warum Wasser nicht nur lebensnotwendig ist, sondern auch eine entscheidende Rolle für unsere Gesundheit und unser Wohlbefinden spielt.

In einer Welt, in der die Qualität unseres Trinkwassers oft vernachlässigt wird, bietet diese Fibel einen tiefen Einblick in die Bedeutung einer sauberen Wasserversorgung. Von der grundlegenden Funktion des Wassers in unserem Körper bis hin zur kritischen Bewertung von Wasseraufbereitungsmethoden bietet sie ein breites Spektrum an Informationen, die Sie zu einem informierten Verbraucher machen.

Durch die Zusammenfassung wichtiger Aspekte aus verschiedenen Bereichen wie Gesundheit, Umwelt und Technologie schärft diese Fibel das Bewusstsein für die Herausforderungen und Fallstricke bei der Auswahl und Aufbereitung von Trinkwasser. Anstatt sich von oberflächlichen Versprechungen und Marketingtaktiken beeinflussen zu lassen, ermutigt sie Sie, die Kontrolle zu übernehmen und informierte Entscheidungen zu treffen.

Ob Sie Antworten auf Fragen zur Wasseraufbereitung suchen oder einfach Ihr Wissen über die Bedeutung von sauberem Trinkwasser erweitern möchten, Entdecke dein Trinkwasser - Die kleine Wasserfibel ist Ihr unentbehrlicher Begleiter. Beginnen Sie noch heute Ihre Reise zu einem bewussteren Lebensstil und einer gesünderen Zukunft.

Liebe Leserinnen und Leser,

mit diesem Buch habe ich den Wunsch gehabt, Sie an meiner Reise der letzten 10 Jahre teilhaben zu lassen. Es war mir ein tiefes Anliegen, Ihnen durch diese kleine Broschüre einen authentischen Einblick in unsere Erfahrungen zu geben.

Für mich war dieser Weg oft steinig und herausfordernd, doch jeder Stolperstein, den ich überwunden habe, war es wert. Heute stehe ich hier als ein neuer Mensch, voller Gesundheit und Lebensfreude.

Der Krebs hat mir eine Lehre erteilt, eine Lehre über das Leben, die Heilung und die eigene Stärke. Und ich wünsche Ihnen von Herzen, dass auch Sie Ihren Weg finden, dass Sie die Ursache Ihrer Krankheit erkennen und Ihre eigene Heilung erfahren dürfen. Möge dieses Buch Ihnen dabei helfen, Ihren eigenen Weg zur ganzheitlichen Gesundheit zu finden. Und ich möchte Ihnen einen letzten Rat mit auf den Weg geben: Suchen Sie sich Menschen, Ärzte oder Therapeuten, mit denen Sie auf Augenhöhe sprechen können. Manchmal ist es wichtig, seine Gedanken auszusprechen und Unterstützung zu erhalten.

Abschließend möchte ich ein Zitat teilen, das mich auf meinem Weg begleitet hat: „In der Heilung liegt die Kraft der Veränderung. Möge dieser Erfahrungsbericht und Wegweiser im Kampf gegen den Krebs die Flamme der Hoffnung entfachen und Menschen dazu inspirieren, ihren eigenen Weg zur ganzheitlichen Gesundheit zu finden. Im Vertrauen auf die unerschütterliche Kraft des menschlichen Geistes und die verändernde Kraft der Selbstheilung - ein Weg zurück ins Leben".

In Liebe und unbekannter Verbundenheit,

Michael Kurth Al Naqib